# COURS D'HYGIÈNE PUBLIQUE

ET

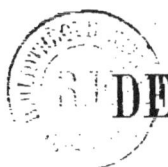

# DE DÉMOGRAPHIE

## Résumés des 26 Leçons et Conférences

PROFESSEUR :

**M. de MONTRICHER**, Ingénieur civil des Mines

*Président de l'Association*

## 1900

MARSEILLE

TYPOGRAPHIE ET LITHOGRAPHIE BARLATIER

Rue Venture, 19

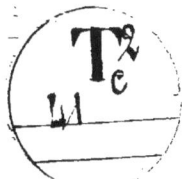

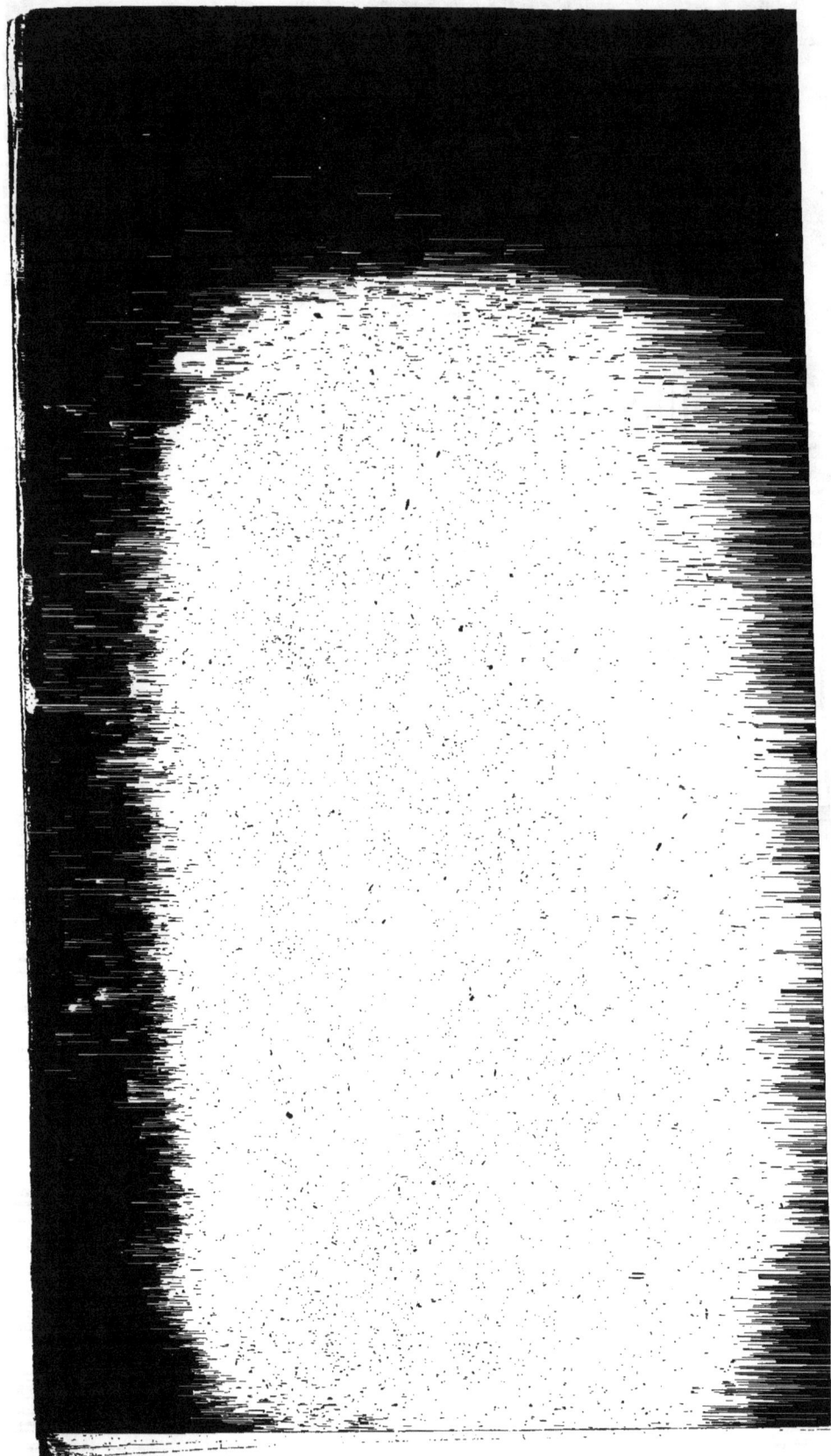

# ASSOCIATION POLYTECHNIQUE

POUR LE DÉVELOPPEMENT DE L'INSTRUCTION POPULAIRE

## SECTION DE MARSEILLE

# COURS D'HYGIÈNE PUBLIQUE

ET

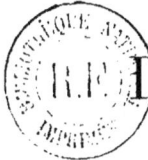

# DE DÉMOGRAPHIE

## Résumés des 26 Leçons et Conférences

PROFESSEUR :

## M. de MONTRICHER, Ingénieur civil des Mines

*Président de l'Association*

## 1900

MARSEILLE

TYPOGRAPHIE ET LITHOGRAPHIE BARLATIER
Rue Venture, 19

# HYGIÈNE PUBLIQUE ET DÉMOGRAPHIE

---

## OUVRAGES CONSULTÉS :

Nouveaux éléments d'hygiène ...... D<sup>r</sup> JULES ARNOULD.

Congrès international d'Hygiène et
de Démographie (1889) .......... *Compte-rendu.*

Précis d'Hygiène appliquée........ D<sup>r</sup> E. RICHARD.

Premier Congrès d'Assainissement
et de Salubrité (Paris 1895) ..... . *Compte-rendu.*

Hygiène publique (1897)........... HENRI MONOD.

Salubrité urbaine — Distributions
d'eau et Assainissement. ........ G. BECHMANN..

Comité consultatif d'Hygiène publi-
que de France .................. *Comptes-rendus annuels.*

Revue d'Hygiène et de Police sanitaire (1880-1900).

# ASSOCIATION POLYTECHNIQUE

POUR LE DÉVELOPPEMENT DE L'INSTRUCTION POPULAIRE

---

## SECTION DE MARSEILLE

---

# COURS D'HYGIÈNE ET DE DÉMOGRAPHIE

---

### Professeur : M. de MONTRICHER

---

## HYGIÈNE PUBLIQUE -- GÉNIE SANITAIRE

---

### I

## HYGIÈNE PUBLIQUE et SOLIDARITÉ SOCIALE

**1.** — Recherche de la *définition de l'hygiène.*

Hygiène publique et hygiène privée. — Antagonisme apparent entre ces deux termes.

Hygiène privée, défense de l'individu contre la collectivité.

Hygiène publique, défense de la collectivité contre l'individu.

Rôle des pouvoirs publics en matière d'hygiène. — Recherche du système qui concilie les intérêts divergents, mais non contradictoires de l'individu et de la société.

Economistes et socialistes.

L'action des pouvoirs publics en hygiène se justifie, que l'Etat limite celle-ci à la simple défense de la liberté individuelle ou qu'il l'étende à la réalisation de l'harmonie économique conçue par l'école socialiste.

Résultats constatés : abaissement de la mortalité, accroissement de la population.

Examen de l'utilité, aux points de vue économique et social, de ces résultats.

Doctrine de Malthus, fondée sur les accroissements, par progressions géométrique et arithmétique, de la population et des subsistances.

Equation des subsistances (J.-B. Say). Inanité des doctrines des économistes.

Crises agraires. — Antinomie entre la population agricole et les détenteurs du sol laissé improductif.

Qui n'acquiert point, perd. — Richesses naturelles encore inexploitées.

Subsistances et produits naturels en rapport avec la valeur économique de la vie humaine.

Du salaire. — Tout homme valide est apte à fournir un travail utile,— ultérieur, actuel ou antérieur,— supérieur à sa consommation totale.

Valeur économique de la vie humaine (Farr, Rochard, etc.).

Contre-partie de la dette de l'individu envers la collectivité. Legs du passé comportant la charge de l'accroître et de le restituer.

Réciproquement, la collectivité devrait à chacun les moyens de conserver sa vie et développer ses facultés.

Echange des services et répartition des charges et profits. Contrat social.

Lois de la biologie.— Concurrence et solidarité.— Solidarité naturelle et solidarité sociale.

Sélection naturelle. — Formation des espèces. — Coordination et hiérarchie des éléments nécessaires à l'organisme vital.

## II

## HYGIÈNE PUBLIQUE ET DÉMOGRAPHIE

### Valeur économique de la vie humaine aux points de vue individuel et collectif.

2. — Epargne et circulation du numéraire.

Le bas de laine.— Une nation composée de rentiers ne serait ni prospère ni riche.

La population constitue une richesse comme les biens-fonds, les cultures, les valeurs immobilières.

Population. — Mortalité. — Natalité.

Vie moyenne. — Vie probable à un âge déterminé (Expectation of life). — Probabilité de survie. — Assurances sur la vie. Tables de Déparcieux.

*Dans l'hypothèse d'une population stationnaire à mortalité et natalité équivalentes, la mortalité (ou la natalité) et la vie moyenne sont valeurs inverses.*

*Dans l'hypothèse de migrations nulles, la vie moyenne est approximativement l'inverse de la somme moyenne de la natalité et de la mortalité.*

Croît physiologique.

Croît normal de 1/50. — Doublement de la population en 50 ans.

Migrations. — Puissance colonisatrice.

Population et mortalité par âge et groupe d'âges.

Répartitions normales.

Causes et résultats économiques de répartitions anormales.

Courbes démographiques.

### France 1872-1896

Population (1896) : 38.517.975.

Croît annuel moyen : 2,80 (1).

Natalité moyenne 24,07. — Décroit annuel moyen 0,19.

Mortalité moyenne 22,78.

### Allemagne 1872-1895.

Population : 52.279.901.

Natalité moyenne 39. — Mortalité moyenne 26.8.

Croît physiologique 12,2.

Natalité (1871-1876) Croît annuel 11.

(1876-1896) Décroît annuel 0,24.

Mortalité (1871-1896) Décroît annuel 0,34.

### Prusse 1871-1895.

Population : 31.855.123.

Natalité moyenne 39,5. — Mortalité moyenne 26,2.

Croît physiologique 13,3

Natalité (1872-1876) Croît annuel 0,2.

(1876-1897) Décroît annuel 0,2.

Mortalité Décroît annuel 0,3.

---

(1) Les taux de mortalité, etc. sont de tant pour 1000 habitants.

## Angleterre 1838-1899.

Population (1899) 40.559.954.
Croît annuel moyen 7,9.
Natalité moyenne 33,4. — Mortalité moyenne 21,2.
    Croît physiologique 12,2.
Natalité (1838-1876) Croît annuel 0,15.
    (1876-1897) Décroît annuel 0,31.
Mortalité (1838-1876) Sensiblement constante.
    (1874-1897) Décroît annuel 0,26.

## Italie 1872-1896

Population : 31.856.675.
Croît annuel moyen 5,4.
Natalité moyenne 37,1. — Mortalité moyenne 27,9.
    Croît physiologique 9,2.
Natalité Décroît annuel moyen 0,12.
Mortalité Décroît annuel moyen 0,26.

## Suisse 1871-1896.

Population 3.062.630 (1896).
Croît annuel moyen 5,48.
Natalité moyenne 30,5. — Mortalité moyenne 21,6.
    Croît physiologique 8.9.
Natalité Croît annuel moyen (1871-76) 0,6.
    Décroît annuel moyen (1876-96) 0,2.
Mortalité Décroît annuel moyen (1871-96) 0,35.

## Autres exemples.

Londres, Paris, Berlin, Genève, Marseille.
Influence des travaux d'assainissement sur la population, la mortalité, la natalité, le croît physiologique, etc.

### III

# DÉFINITION DE L'HYGIÈNE PUBLIQUE

**3.** — *Hygiène ancienne et hygiène moderne.* — Découvertes de Pasteur. — Microbes. — Concurrence entre la cellule humaine et les organismes extérieurs.

Mode de transmission des maladies dites zymotiques. — Maladies évitables.

*Facteurs essentiels du fonctionnement de la vie* (substances alimentaires non comprises) :

Air atmosphérique, eau d'alimentation, lumière, température normale, etc.

Action des agglomérations humaines :

*Causes d'altération de l'air atmosphérique :*

1º Gaz provenant de la décomposition des matières organiques, des produits de la vie (respiration, sécrétions, déjections) du chauffage, de l'éclairage, des industries ;

2º Poussières minérales et organiques ;

3º Microorganismes.

*Causes d'altération de l'eau :*

1º Atmosphère ;

2º Sol ;

3º Hommes et êtres organisés.

Influence de la propreté corporelle.

Action de la lumière, de la chaleur. — Résultats thérapeutiques de leur défaut ou mauvaise répartition. — Nuisance des cimetières.

La science ayant révélé les causes de contamination et d'altération ci-dessus, et découvert les moyens de les supprimer, l'intervention des pouvoirs publics en matière d'hygiène se justifie et s'impose.

La salubrité de l'individu a sa répercussion sur la santé publique, — Solidarité sanitaire.

*La fonction rationnelle et nécessaire de l'État est de garantir l'exercice de la liberté individuelle et de la défendre contre tout empiétement en la limitant, non par un pouvoir arbitraire, mais par la loi.*

*Mais l'hygiène publique doit non seulement protéger les citoyens contre les contaminations extérieures, mais encore, eu égard aux enseignements de la démographie, pourvoir au maintien et au développement de la vie humaine.*

*Définition :* « L'hygiène publique a pour objet les disposi-
« tions prises ou à prendre par les pouvoirs publics pour éviter
« l'éclosion et la propagation des maladies transmissibles » (1),
et, au préalable, pour assurer à chacun, en suffisance, à l'état

(1) Henri Monod. — Hygiène publique. — Encyclopédie Rochard.

de pureté et à l'abri de toute cause d'altération et de contami
nation les agents nécessaires au fonctionnement de la vie.

Citations : Montesquieu (Esprit des lois, livre XXIII, ch. IX).
Disraëli (Discours) — P. Leroy-Beaulieu. — Donnat. —
Stuart-Mill, etc.

IV

## PROGRAMME DE L'HYGIÈNE PUBLIQUE

**4.** — Intégrité garantie des substances alimentaires. — Suppression des émanations délétères de source naturelle ou
artificielle.

Réglementation des industries insalubres.

Fourniture publique d'eau pure sans risque de contamination.

Eloignement des immondices, déchets de la vie et matières
usées sans arrêt, ni stagnation. — Destruction, dénaturation
ou transformation de ces matières.

Salubrité de l'habitation : Logement, ateliers, écoles, casernes, hôpitaux.

Libre accès de l'air et de la lumière.

Réglementation du travail de l'homme, de la femme et de
l'enfant.

Prophylaxie générale des maladies contagieuses et épidémies
autochtones, et de provenance étrangère.

Contribution à l'abolition de l'alcoolisme.

Contribution à la suppression du rachitisme, de la scrofule,
de l'anémie, des dégénérescences et de leurs conséquences :
phtisie, tuberculose, maladies héréditaires.

Prolongation de la vie moyenne. — Extension de la durée de
la validité.

Epanouissement de la vitalité. — Accroissement de l'aptitude
au travail manuel et intellectuel.

Progression de l'esprit. — Floraison de la pensée et de
l'énergie psychique.

### Exécution du programme. — Salubrité urbaine.

**5.** — Conditions essentielles et primordiales de la salubrité
urbaine :

*Amenée d'eau pure sans contamination possible ; éloignement des matières usées sans stagnation possible.*

Deux courants inverses : Circulation artérielle et veineuse.

*Le courant artériel fournit à chaque organe de l'agglomération, ou cité, les facteurs de la vie sans cesse renaissante, le courant veineux élimine ceux-ci au fur et à mesure de leur transformation en agents nocifs et viciés par le fonctionnement de la vie.*

Destination des eaux et matières usées fournies par le système veineux.

Récupération des déchets de la vie animale par la vie végétale.

Circulus vital.

La cité forme un corps homogène dont les éléments sont solidaires.

Nécessité d'un plan d'ensemble intégral comportant le double réseau dans l'intérieur de l'habitation et sous la voie publique.

### Voies et moyens d'exécution.

1º *Étude technique. — Génie sanitaire.*

2º *Administration et législation actuelle. — Législation projetée. — Hygiène publique de l'avenir.*

## V

# GENIE SANITAIRE

## Notions essentielles d'Hydraulique.

**6.** — *Écoulement de l'eau par les orifices.*

Vitesse $\quad U = \sqrt{2gh} \qquad$ $h$, charge.

Débit $\quad\quad Q = m\,\Omega\,U \qquad$ $\Omega$ section.

$\qquad\qquad\qquad\qquad\qquad$ $m$, coefficient de contraction.

$$Q = m\,\Omega\,\sqrt{2gh}$$

Orifices circulaires — rectangulaires — noyés, etc.

Valeurs de $m$ $\quad$ 0,60 à 0,80.

**7.** — *Mouvement de l'eau en canaux découverts ou tuyaux de conduite.*

Principe fondamental : Equilibre entre travail de pesanteur et travail de frottement.

Travail dû à la pesanteur sur 1 mètre de longueur.

$$\Omega J$$

$\Omega$ Section transversale du courant.

J Chûte — Pente par mètre — Hauteur de résistance
— Perte de charge.

Travail dû au frottement (proportionnel au carré de la vitesse).

$$P m U^2$$

P périmètre mouillé,
U vitesse par seconde.

Equation fondamentale    $\Omega J = P m U^2$

Rayon moyen                    $R = \dfrac{\Omega}{P}$

Formule usuelle                $U^2 = \dfrac{1}{m} RJ$

$$\text{ou} \quad \dfrac{1}{m} \quad \text{ou} \quad b_1 = \dfrac{U^2}{RJ}$$

$b_1 = \dfrac{1}{m}$ coefficient usité dans les tables, fonction de la rugosité et du Rayon moyen

1° Darcy et Barin      $b_1 = a\left(1 + \dfrac{b}{R}\right)$

$$a = 0,000\,15 \qquad \text{à} \qquad 0,000\,28$$
$$b = \cdot 0,03 \qquad \text{à} \qquad 1.25$$

Pour les parois de fonte ou de ciment.

Cas usuel          $a = 0,00019 \qquad b = 0,07$

2° Ganguillet et Kutter (formule modifiée)    $b_1 = \left(\dfrac{100\sqrt{\bar{R}}}{a + \sqrt{\bar{R}}}\right)^2$

$$\text{d'où} \quad U = \dfrac{100\,R}{a + \sqrt{\bar{R}}}\sqrt{J}$$

Valeur de $a$          0,12    à    2,50

Pour les parois de fonte ou ciment.

Cas usuel $\qquad a = 0,27$

3° Tadini. (Première approximation pour avant-projet.)

$$U = 62\sqrt{RJ}$$

Débit $\qquad Q = \Omega U$

La vitesse U croit à mesure que le plan d'eau s'élève jusqu'à la hauteur correspondant au Rayon moyen maximum, et décroit au-delà.

## Considérations générales sur les machines à élever l'eau. — Pompes.

Mouvement alternatif. Pompes à piston.
Mouvement continu. Pompes rotatives.

### *Pompes à piston.*

Aspirante
Foulante $\qquad$ à simple effet.
Aspirante et foulante
Aspirante et foulante à double effet.
Pompes alternatives horizontales disposées en cercles et mues par excentrique.

### *Pompes rotatives* (Pompes Greindl)
### *Pompes centrifuges.*

Force en chevaux vapeur N pour élever à une hauteur H un volume de débit Q

$$N = 22 QH$$

## VI

## AMENÉE D'EAU

### Historique.

**8.** — Egypte. — Utilisation des crues du Nil. — Réservoirs-Puits de Joseph.
Palestine. — Jérusalem. — Puits. — Citernes.
Grèce. — Puits. — Pompes élévatoires.

Carthage. — Immenses réservoirs recueillant les eaux météoriques encore en usage à Tunis.

Rome. — Travaux hydrauliques considérables. — Piscines. — Bains publics.

Contingents : Sous Auguste 2$^{m3}$ 1/2, sous Trajan 3$^{m3}$ par habitant et par jour. — 1.200.000 m$^3$ par jour : 856 bains publics.

Curateur des eaux. — Curator operis.

Cuniculi. — Castella. — Dividicula.

Provinces romaines. — Nîmes. — Pont du Gard. — Aqueducs de Lyon, Sens, Metz, Antibes, Arcueil, Ségovie, Séville.

Travaux en Orient, Bithynie, etc.

Moyen âge. — Retour à la barbarie.

Renaissance. — Travaux en Italie.

Règne de Louis XIV. — Machine de Marly.

Paris au XVIII$^e$ siècle. — 10.000$^{m3}$ d'eau par jour pour 600.000 habitants.

## Usages de l'eau. — Contingents nécessaires.

**9.** — 1º *Usages domestiques.* — Boissons, cuisine, toilette, nettoiement ;

2º *Services publics.* — Fontaines. — Nettoiement de la voie publique ;

3º *Usages industriels.*

4º *Usages agricoles.* — (non compris dans le programme de l'hygiène publique, sinon comme eaux résiduaires.)

*Contingents journaliers nécessaires.*

1º *Service privé :*

Contingents par personne domiciliée, par ouvrier, par élève ou militaire, par cheval, par bain, au total par habitant, 100 à 120 litres.

2º *Service public :* Très variable suivant les usages locaux et le régime météorologique.

Contingents :

Appareils de chasse automatiques, 4 mètres cubes pour 100 mètres courants d'égouts.

Nettoiement de la voie publique, 5 à 50 litres (Marseille); contingent moyen, 10 litres par mètre carré de voie publique.

Contingent moyen par habitant, 100 à 130 litres.

Contingent total moyen (services public et privé) 250 litres par habitant.

3º *Services industriels* : Machines à vapeur, par cheval et par heure, avec ou sans condensation, 20 à 800 litres.

Industries diverses, arbitraire.

*Variations de la consommation de l'eau annuelles, hebdomadaires, diurnes.*

Données statistiques :

| | | | | |
|---|---|---|---|---|
| France..... | Grenoble..... | 1.000 | litres par habitant et par jour | |
| — | Bar-le-Duc... | 850 | — | — |
| — | Marseille..... | 765 | — | — |
| — | Bordeaux .... | 218 | — | — |
| — | Paris......... | 216 | — | — |
| — | Rouen ....... | 120 | — | — |
| — | Lyon......... | 116 | — | — |
| — | Le Havre..... | 100 | — | — |
| — | Brest........ | 12 | — | — |
| Angleterre.. | Aberdeen .... | 270 | — | - |
| — | Edimbourg... | 168 | — | — |
| — | Londres...... | 159 | — | — |
| Allemagne.. | Hambourg ... | 218 | — | — |
| — | Berlin........ | 116 | — | — |
| Etats-Unis . | Alleghany.... | 900 | — | — |
| — | Washington.. | 590 | — | — |
| — | Chicago...... | 530 | — | — |
| — | New-York.... | 300 | — | — |
| Italie....... | Rome........ | 1.000 | — | — |
| — | Naples....... | 200 | — | — |
| — | Turin........ | 70 | — | — |
| Suisse...... | Genève...... | 230 | — | — |
| — | Zurich....... | 225 | — | — |

VII

## L'eau dans la Nature

**10.** — *Origine des eaux douces.* — Eaux météoriques, — glaciers, — évaporation, — infiltrations, — ruissellement.

Eau de pluie, assez pure, s'imprègne des impuretés de l'air.

Eaux superficielles. — Eaux courantes, matières dissoutes, précipitées et entraînées.— Limons.

Eaux dormantes. — Lacs, étangs. — Barrages en terre. — Murs-barrage.— Prises, bondes, déversoirs.

Eaux souterraines.

Puits. — Nappes profondes. — Nappes ascendantes ou artésiennes.— Puits artésiens.

Les sources.— Déversement des nappes souterraines à la surface du sol par des orifices naturels.

Sources intermittentes.

Lieu des sources, en terrain imperméable, en terrain perméable.

Régime des sources. — Variations annuelles.

Eaux faiblement aérées, riches en matières minérales, exemptes de matières organiques et de microbes, sauf contaminations extérieures.

## Captage des eaux.

**11.** — *Utilisation de l'eau de pluie.* — Citernes. — Ressource précieuse utilisée dès la plus haute antiquité.

Inconvénients graves et nombreux.— Stagnation de l'eau.— Végétations. — Eau croupie.

Impuretés des premières pluies.

Défaut d'étanchéité du réservoir. — Action des matériaux des parois.

Citernes filtrantes.

**12.** — *Eaux superficielles.*

Prises directes en rivière.— Barrage. — Radier général.

Dispositions essentielles d'une prise.— Seuil fixe ou variable. — Vannes.— Crépines.

Remous.— Travaux temporaires en rivière.

Galeries de captage.

**13.**— *Eaux dormantes.*— Lacs, étangs.— Choix de la prise. — Son niveau.

Variations de la qualité des eaux. (Voir § 46 Traitement des eaux.)

Lacs artificiels.— Barrages.

Barrages en terre.— Murs-Barrages. — Prises d'eau.— Bondes de vidange.— Déversoirs de superficie (voir § 47 Décantation).

**14**. — *Eaux souterraines*. — Puits. — Foncer si possible, jusqu'à la couche imperméable. Le débit est proportionnel à la charge et à l'épaisseur moyenne de la nappe, et sensiblement indépendant de la section horizontale.

Margelle.— Barbacannes.

Puits instantanés.—Puits tubulaires.

Nappes profondes.— Forage.

Forage en sables aquifères.— Cuvelages.— Drainage,

Nappes artésiennes.

Débit des puits artésiens. — Niveau piézométrique. — Le débit est sensiblement indépendant de l'alimentation de la nappe.

Nappes ascendantes.

**15**. — *Sources*. — Travaux de captage. — Simples saignées dans le bassin sourcier.— Adaptation d'une conduite de prise d'eau — Inconvénients.

Drains.— Galeries.— Chambre.

Ouvrages maçonnés et couverts, sans radier. — Exemples de travaux de captage.

Sources de la Vanne, de la Dhuys, de l'Avre.


## VIII

## Aqueducs et tuyaux de conduite.

**16**. — 1º *Aqueducs découverts*.

2º *Aqueducs ou conduites couvertes avec plans d'eau libre*.

3º *Conduites forcées*.

1º *Aqueducs découverts*. — Tracé des dérivations. — Pente continue. — Remblais. — Ponts aqueducs. — Souterrains.

Dérivations en tranchée ouverte. — Vitesses maxima pour éviter les érosions :

Sable léger et vase . . . . . . $0^m,60$ par 1''

Sol argileux . . . . . . . . . . $0^m,90$ »

Terre ferme. . . . . . . . . . $1^m,50$ »

Vitesse minima pour éviter les dépôts et les végétations
$0^m,60$ par 1''.

**Pente.** — Dépend du rayon moyen et du coefficient de rugosité. — Pente minima : 0$^m$,0002 à 0,00025.

**Section.** — Profil correspondant au rayon moyen maximum : Profil transversal demi-circulaire. — Le plus utile, mais impraticable en tranchée.

Profil transversal trapezoïdal. — Le plus utile est un demi-hexagone régulier circonscrit à un cercle.

Inclinaison des talus. — Varie, suivant les terrains, entre 22° et 63° 1/2 (déblais) et 90° (roc ou maçonnerie).

Ces limites correspondent aux rapports entre les largeurs $l$ et $l'$ (surface et fond) et la hauteur du plan d'eau $h$.

| | | |
|---|---|---|
| 22° | $l = 5,3\ h$ | $l' = 0,35\ h$ |
| 63° 1/2 | $l = 2,2\ h$ | $l' = 1,2\ h$ |
| 90° | $l = 2\ h$ | $l' = 1\ h$ |

Tableau graphique :

Sections et contours mouillés par hauteurs de plans d'eau pour inclinaisons de talus et largeurs de fond donnés.

Inconvénients des aqueducs découverts. — Contamination. — Variation de température.

Avantages : Aération de l'eau et lumière. — A rejeter pour l'alimentation publique, sauf en cas spéciaux : Amenée mixte à grand débit : Nettoiement public, alimentation, irrigation.

2° *Aqueducs couverts et conduites à plan d'eau libre.* — Pente continue et sensiblement uniforme, ou, tout au moins, sans variation brusque.

**Section.** — La plus utile, donnant, pour hauteur de plan d'eau à déterminer, le rayon moyen maximum.

Profil circulaire. — Vitesse et débit.

Angle au centre du contour mouillé 2 $\varphi$.

Diamètre égal à l'unité.

$$\text{Hauteur de plan d'eau} \quad h = \frac{1 \mp \cos\varphi}{2}$$

$$\text{Section (segment de l'angle au centre } 2\ \varphi\text{)} \quad \Omega = \frac{\text{arc } \varphi \mp \dfrac{\sin 2\ \varphi}{2}}{4}$$

$$\text{Périmètre mouillé} \quad p = \text{arc } \varphi$$

$$\text{Rayon moyen} \quad R = \frac{1}{4} \mp \frac{\sin 2\ \varphi}{8\ \text{arc } \varphi}$$

**Vitesse.** — Croît jusqu'à la hauteur égale 0,81′ du diamètre, correspondant à un contour mouillé de 256° 24′, décroît au delà. Egale en tuyau plein et en tuyau mi-plein.

**Débit.** — Croît jusqu'à la hauteur égale à 0,93 du diamètre, correspondant à un contour mouillé de 298° 23′, décroît au delà.

Tables numériques et tableaux graphiques.

Courbes des débits (Q) et vitesses (U) par pentes (J) et plans d'eau (h) pour un même diamètre (D) et réciproquement.

Autres courbes comportant les éléments Q. U. J. D. h. et K. (coefficient de rugosité).

Profils ovoïdes, elliptiques ou autres (voir § 34).

Avantages : Protection contre la contamination et les variations de température, pour une profondeur minima de 0m80.

3° *Conduites forcées*. — Pente variable, mais, autant que possible, sans variations de sens.

Section circulaire.

$$\Omega = \frac{\pi\, D^2}{4} \qquad\qquad R = \frac{D}{4}$$

$$\text{d'où}\ Q = \frac{1}{m}\ \frac{\pi}{8}\ \sqrt{D^5 J}$$

Valeurs de m 0,018 à 0,025.

Pour diamètres de 0,05 à 0,25 on admet :

$$\frac{1}{m}\ \frac{\pi}{8} = 20$$

$$\text{d'où}\ D^5 = \frac{Q^2}{400\ J}$$

$$U = 1,274\ \frac{Q}{D}$$

Avantages : Protection contre la contamination et les variations de température. Economie dans le tracé.

Siphons. — Têtes de siphon. — Pertes de charge et remous.

*Conduites ascensionnelles*. — *Refoulement des eaux*.

Colonne de refoulement.

Travail en eau montée.

Hauteur manométrique (à laquelle il faudrait élever l'eau pour obtenir par la gravité le débit utile).

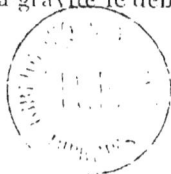

Perte de charge par diamètre pour une vitesse ou un débit donnés.

$$J = \frac{Q^2}{400\,D^5}$$

La perte de charge totale, hauteur manométrique ou hauteur théorique d'élévation.

Profils en long. — Points hauts et points bas. — Chambre à air au départ. — Robinets d'air. — Ventouses.


## IX


## Matériaux et établissement.


**17**. — *Matériaux* : Fonte, fer, ciment armé, plomb, verre, papier bitumé, poterie ou grès.

Fonte de deuxième fusion. — Moulage vertical au sable.

Diamètres $d = 0^m,030$ à $1^m,30$.
Longueurs $l = 2^m,00$ à $4^m,00$.

Poids du mètre utile $p = 6^k$ à $875^k$.
Epaisseur en centimètres $e = C + 0,00016\ d\ h$.
(C constante égale à 0,10 à 0,15 ; $h$, hauteur d'eau $+ 10$ à $15^m$).
Joints à emboîtement et cordon, garniture plomb et matage.
Joints à bague.
Joints à brides : Garniture au caoutchouc, systèmes Gibault, Lavril.
Pièces de raccord : Double emboîtement. — Manchons. — Plaque pleine. — Bouts d'extrémité. — Cônes.
Coude au $^1/_2$, $^1/_4$, $^1/_8$, $^1/_{16}$.
Manchons à tubulure. — Boîte de distribution.
Fer. — Tuyaux en fer. — Fer et bitume, système Chameroy.
Tuyaux en fer étiré : Assemblage à vis. — Système de protection contre la rouille : Galvanisation, étamage, émaillage.
Tuyaux en acier.
Ciment armé. — Ossature : Fils de fer ou acier, barres rondes ou profilées ; Offre la résistance. — L'enveloppe fait l'étanchéité.
Joints, bagues au ciment. — Etablissement sur place sans joints.

Préférable pour gros diamètres de 1 mètre et au-dessus.
Epaisseur moindre.—Poids inférieur.—Résistance moyenne.
Applications : Collecteur d'Achères.
Plomb.— Branchements de prises. — Colonnes montantes.

Diamètres $d$ .......... 0,01  à 0,027
Epaisseur $e$ .......... 0,003 à 0,007

Joint : Soudure, plus rarement brides épanouies.
Verre.— Conduites de distribution.— Employé nu ou enveloppé de ciment.— Coefficient de rugosité très réduit. — Inaltérabilité.— Résistance.— Grande durée.
Papier grossier entouré de bitume.— Manchons ou bagues en fer.
Grès vernissé ou poterie. — Voir : § 36 (Evacuation des eaux résiduaires).
Appareils accessoires.— Branchements.— Prises. — Collier à lunette.— Prise en charge.
Robinets.— Robinet-vanne.— Robinet à boisseau.
Bouche à clé.
Tuyaux d'évent.— Ventouse à flotteur.

**18.** — *Etablissement.* — Pose des tuyaux en tranchée, en galerie existante.
Dispositions en plans et en profil.
Profondeur des tranchées.— Eviter écrasement et gel : 0$^m$,40 à 1$^m$,50. — Profondeur courante moyenne, 1 mètre.
Traversée d'ouvrages : Fourreaux.
Pose en tranchée.—Niches pour les joints.— Butées.
Pose en galerie.— Consoles.— Corbeaux.
Prix de revient d'une canalisation.
Fouilles : En terrain et profondeur moyens, 1 fr. le mètre courant.
Canalisation en fonte. — Exécution totale : Fouilles, fourniture, pose, remise en état du sol, etc.
Evaluation proposée : 1 fr. par centimètre de diamètre et par mètre courant.— Approximative seulement pour diamètres de 0$^m$,060 à 0$^m$,010.
Autre évaluation plus approchée pour conduites forcées (En francs.— $d$ en centimètres).

$$d \left( 1 + \frac{d - 100}{250} \right)$$

3

Conduites libres en béton, ciment armé, etc.

$$\frac{d}{2}\left(1 + \frac{d - 100}{400}\right)$$

## X

## Réservoirs. — Distribution municipale.

**19.** — *Réservoirs.* — Tête de distribution. — Magasin et régulateur. — Décantation (voir § 47). — Capacité.

Détermine le niveau piézométrique.

Réservoir complémentaire en extrémité de canalisation.

Réservoirs en déblai, en tranchée, en élévation.

Barrages en terre. — Murs barrages.

Réservoirs en maçonnerie. — Etanchéité.

Réservoirs métalliques; — en ciment armé. — Couverture.

Châteaux d'eaux.

Prises d'accès, — de sortie.

Déversoirs, — de superficie. — Siphons déversoirs (Mittersheim. — St-Christophe).

Vannes de départ. — Bondes de vidange.

Dépenses. — Très variables.

Par mètre cube emmagasiné, prix minimum 20 francs.

Fontaines publiques. — Bornes-fontaines, — continues, — intermittentes. — Précautions contre le gel.

Fontaines monumentales.

Bouches de lavage, arrosage, incendie (nettoiement, § 55).

**20.** — *Distribution municipale.* — Service constant, — intermittent.

Haute pression. — Ascension aux étages. — Double canalisation.

Réseau unique ou multiple. — Zones étagées. — Réseaux de Marseille.

Tracé. — Conduites maîtresses, — secondaires, — de service.

Réseau ramifié.

Réseau maillé. — Circulation libre. — Répartition utile des pressions, systèmes mixtes.

Entretien des canalisations. — Dépôts. — Vidage. — Bulles d'air. — Fuites.

Vente de l'eau. — Exploitation directe. — Régie. — Ferme. — L'eau obligatoire.

Livraison à la jauge.

Appareils de jauge. — Lentille. — Diaphragme.

Robinets libres. — Gaspillage. — Robinets intermittents.

Livraison au compteur.

Types de compteurs — à vitesse — au volume. (Siemens. — Turbine universelle. — Pistons. — Membrane.)

Tarification. — Abonnement.

Prix de revient du mètre cube à Marseille : Service courant au dixième de module, 0 fr. 123.

Distribution intérieure (§ 28).


## XI

# ELOIGNEMENT ET TRAITEMENT DES MATIÈRES USÉES

## Historique.

**21**. — *Palestine.* — Enfouissement des déjections. — Destruction et incinération des effets et logements contaminés. — Isolement des malades.

*Grèce.* — Hippocrate. — Les airs, les eaux et les lieux. — Inhumation et crémation. — Privation de sépulture.

*Rome.* — Nettoiement de la voie publique. — Cloaca maxima. — Connexions.

*Moyen Age.* — Retour à la barbarie — Massacres. — Epidémies. - Famines.

**22**. — *Nature et composition des matières usées.*

*a)* **Eaux usées.** (Eaux et matières dissoutes ou en suspension.

1º Eaux ménagères ;

2º Eaux industrielles ;

3º Eaux-vannes et matières fécales.

*b)* **Eaux superficielles.**

1º Eaux météoriques ;

2º Eaux de nettoiement public.

*c)* **Produits solides du nettoiement public et privé.**

Composition des matières usées ;

Matières minérales : Sel marin, phosphate de potasse. (Matières fécales 3,5 0/0 ; urine 0,5 0/0.)

Matières organiques : Azote albuminoïde et ammoniacal. (Matières fécales 2,2 0/0 ; urine 1,4 0/0). Poison fécal.

Microbes saprophytes et pathogènes.

Exhalaisons. — $1^{m3}$ de matières fécales peut produire en 24 heures $18^{m3}$ de gaz délétère ($10^{m3}$ acides gras, volatils et hydrocarburés), 5 à $6^{m3}$ acide carbonique, 50 à 100 litres hydrogène sulfuré, gaz irrespirables ou délétères).

Une fosse fixe rarement vidangée produit en 24 heures 10 à $12000^{m3}$ de gaz provenant de putréfactions diverses, odorants ou non.—Des particules solides, germes infectieux et microorganismes sont transportés par l'air, imprègnent les objets, les aliments, les eaux de boisson.

Exhalaisons malodorantes incommodes et déprimantes, sinon toutes dangereuses au même degré.

## EVACUATION DES EAUX USÉES

### Procédés individuels.

**23.**— Eaux ménagères : Puits absorbants.— Puisards étanches (matières fécales exclues).

Eaux vannes : Vidanges.— Tinettes.— Tonneaux.

Tout au sol individuel.— Tout au ruisseau ou au caniveau.

Fosses fixes. — Tinettes sèches ou filtrantes. — Système Goux (terre mélangée).

Feuillées.— Appareils dilueurs.— Fosses Mouras.

Septic tank (liquéfaction des matières organiques par les anaérobies).

Vidange des appareils.— Transport des récipients. Systèmes mécaniques.— Bateaux citernes.

Dépotoirs. — Voiries.— Engrais Flamand.— Poudrette. — Fabrication du sulfate d'ammoniac.— Tourteaux organiques. — Eaux résiduaires.

Systèmes défectueux.— Insalubres et dangereux.— Exhalaisons méphitiques. — Contamination du sol. — Economie forcée d'eau.— Pénurie d'air que les courants entraînent,

## XII

### Procédés collectifs.

**24.** — *Intervention des municipalités*. — Assainissement urbain.— L'évacuation immédiate et continue, sans arrêt ni stagnation des matières liquides ou diluées (eaux usées) comprend :

L'assainissement de la maison.

L'assainissement de la voie publique, suite et complément du précédent et reposant sur les mêmes principes.

### Assainissement de la maison.

**25.** — Elimination progressive et ininterrompue des eaux antérieurement pures, au fur et à mesure que la consommation et les usages privés les contaminent (eaux de cuisine, de toilette, de vidange).

A cet effet :

1º Interception des gaz dégagés par les matières usées, par occlusions hydrauliques à chaque orifice d'évacuation :

2º Evacuation par canalisation continue à parois lisses, sans point d'arrêt, simple en plan et en coupe, ouverte par le haut à l'air libre, aboutissant à l'égout public qui en forme le prolongement, largement baigné d'air frais et d'eau courante ;

3º Entraînement de chaque projection de matière par chasse d'eau.

#### Matières usées à évacuer.

1º Matières fécales évacuées avec chasses, par orifice siphonné, dans le tuyau de chute ;

2º Eaux ménagères (évier, toilette, etc.) évacuées, par orifice siphonné, dans le tuyau de chute ;

3º Eaux pluviales, écoulées par tuyaux de descente dans le branchement de connexion du tuyau de chute à l'égout (interception siphoïde facultative) et par siphons de cour.

*Siphons et orifices.*

### 26. — Siphons et inflexions siphoïdes.

Plongée : 0.04 à 0.07,

Nettoyage spontané des siphons par le seul effet du passage des matières avec chasses, et renouvellement intégral du contenu à chaque projection.

Diamètre et dimensions assez faibles pour provoquer les évacuations sous charge.

Dispositifs de ventilation pour éviter le désiphonnage et maintenir l'occlusion.

Siphons d'évier.

Siphons de pied. — Disconnexion : ouvrir à l'air libre, à leur point de sortie de la maison, les tuyaux d'évacuation.— Ventilation ascendante.

Siphons de cour.

**Orifice d'évacuation** : Types condamnés : plombs.

Trous divers. — Cuvettes à clapet. — Bondes siphoïdes. — Cuvettes de cabinets d'aisance.— Chute directe dans le siphon, ou retenue d'eau.

Cuvette et siphon d'une seule pièce.— Abattant.

Urinoirs : à plaques, — à auges, — à bassins.

Cuvettes et urinoirs groupés à usage commun.

Latrines à auges.— Sièges à la turque. — Installations pour hôpitaux, casernes, etc.

Eviers, lavabos, vidoirs.

Regards de cours.

**Matériaux :**

Siphons et cuvettes de cabinet d'aisance :

Faïence, porcelaine, grès émaillé, grès cérame, grès vernissé, fonte émaillée (rarement).

Siphons d'évier ou de lavabo : plomb.

Urinoirs : Fonte émaillée. — Ardoise.— Verre.— Produits vitrifiés divers.

Siphon de cour.— Fonte.

**Tubulures.**— Aération.— Visite.— Nettoyage.

*Tuyaux de chute et raccordement à l'égout.*

**27.** — Raccordement avec orifices récepteurs (cuvettes, urinoirs, lavabos, éviers) par branchements en plomb avec inclinaison minima de 45°.

Diamètre du tuyau de chute 0ᵐ.08 à 0ᵐ.16.

Aération. — Ouverture. — Disconnexion.

Matériaux. — Fonte. — Grès (défectueux). — Plomb (préférable). — Nécessité d'un jointement parfait.

## XIII

## Chasses d'eau.

**28.** — Principe : Intermittence et variations des débits des eaux usées. Vitesse minima nécessaire pour obvier aux dépôts de matières. Obtenir par intervalles une vitesse suffisante pour entraîner les dépôts de matière quelconques.

Artifice : Emmagasinement lent. — Projection instantanée.

### Appareils à tirage.

Employés dans les cabinet d'aisance.

Amorçage artificiel. — Cloche avec tuyau central formant longue branche du siphon. — Mouvement vertical provoquant un soulèvement d'eau sous le dôme de la cloche, ou une fuite avec appel d'air dans la longue branche.

Appareils à joints noyés (Geneste, Herscher, Adams, Dalmas, etc.).

Appareils à joints non noyés (Jacob, Hocq, etc.).

Appareils à débits variables, à deux débits, etc., etc.

Tuyaux de descente, faisant prolongement de la longue branche du siphon, en plomb.

Raccordement en plomb ou en caoutchouc.

### Appareils automatiques.

Principe : Vase de Tantale. — Fontaines intermittentes.

Artifices d'amorçage spontané. — Confiner, pendant le remplissage, l'air dans le siphon, augmentant la pression et amenant per abaissement subit de celle-ci, l'ascension de l'eau jusqu'au sommet de la cloche.

Type Rogers Field.

Type Geneste-Herscher — Détendeur. — Tube régulateur. — Tube barostatique.

Appareil Adams. — Etranglement de la veine centrale. — Tuyau d'aération à bec recourbé.

Appareil Dalmas.— Flotteur central amorceur.

Systèmes Aimond, Doulton, etc.

Capacité des réservoirs de chasse automatique $0^m,35$ à $10^{m3}$ Réservoirs à 1, 2 ou 3 départs.

Etablis en tête des canalisations ou aux points de heurt des pentes.

Diamètres du tube central (longue branche du siphon) et de la buse d'écoulement : $0^m,10$ à $0^m,32$.

Débits (Q) 13 à 165 litres par seconde.

Vitesse initiale (U) $1^m,65$ à $2^m,40$.

Durée de la chasse : $40''$ à $1'$ ($10^{m3}$, hauteur cloche $0^m,75$).

Effet utile (longueur minima pour faibles pentes) $70^m$.

Périodicité des Chasses : 3 à 12 heures.— Un appareil de capacité moyenne de $1^{m3}$ par longueur linéaire de rue de $100^m$. — Périodicité : 6 heures ; soit 40 litres par mètre courant de rue, 5 à $7^{m3}$ par hectare de l'agglomération assainie.

*Elévateur Adams.* — Application de chasses d'eau à l'élévation automatique de l'eau par air comprimé. — Chasse agissant par l'intermédiaire du cylindre à air et vidange de ce dernier par siphonnement.

Emploi de l'élévateur : Relais de relèvement. — Relais d'un affluent primaire. — Relèvement des eaux de cave.


## XIV


## Assainissement de la maison.


**29.** — *Etude du plan général de l'assainissement d'une maison.* — Prise d'eau sur distribution municipale. — Conduites ascensionnelles.

Distribution par étages : chasses, éviers, lavabos, bains.

Siphonnage de chaque orifice.

Chute.— Raccordement à l'égout.— Disconnexion.

Ventilation générale. — Plaques d'interception en mica.

Exemples et devis :

Maison à 4 étages : un cabinet d'aisance par étage, environ 850 francs.

Maison à 2 étages : un cabinet d'aisance au $1^{er}$ étage, 175 fr.

Installation avec cabinet d'aisance unique sur cour : 90 fr.

Types d'installations pour usages collectifs :

Hôpitaux.— Casernes.— Écoles.— Gares, etc. — « Conveniences » de Londres.

## XV

## Assainissement de la voie publique.

**30.**— Les matières usées sont évacuées de leur lieu de production, en quelques minutes, baignées d'air et d'eau et sans relais intercepteur.

Sous la voie publique, les matières doivent circuler sans arrêt ni stagnation, entraînées par chasses d'eau, en canalisations à parois unies et lisses dont les profils et dimensions dépendent des débits.

Le trajet des matières de l'origine au point terminus, où elles sont dénaturées et épurées, a lieu en quelques heures.

Trajet du bol alimentaire : intestin naturel et son prolongement, l'intestin artificiel (avec disconnexion) : tuyau de chute, branchement, réseau primaire, égout secondaire, collecteur.— Circulation progressive, ininterrompue, avec éléments contributifs d'eau et air.

**31.**— *Tracé général d'un réseau d'égouts.*— Étude préalable. — Nécessité d'un plan d'ensemble.— Détermination du ou des débouchés.— Implantation du collecteur général.

Collecteurs principaux, collecteurs secondaires et du réseau primaire.

Types principaux de réseaux d'égouts :

Type perpendiculaire.

Type perpendiculaire avec collecteurs longitudinaux.

Type à collecteurs longitudinaux à zones.

Type radial.

Type à éventail.

Collecteur général.— Cotes amont et aval.— Pente moyenne. — Décroissance d'amont en aval.

Répartition de la surface en bassins.

Étages et zones.

Un collecteur principal par bassin.

Variations à imposer ultérieurement au profil en long du collecteur général.

Tracés successifs en plan et en profil :

Des collecteurs principaux.

Des collecteurs secondaires.

Des égouts primaires.

Tracé des réseaux primaires.— Dispositions à adopter pour pente faible, élevée, moyenne.

La pente générale de l'origine au point de convergence doit être progressivement décroissante pour obtenir une vitesse sensiblement uniforme sans variations brusques.

Examens de cas spéciaux.

Aperçus généraux sur les systèmes mixtes (tout à l'égout) et systèmes séparés.— Réseaux distincts, superposés ou juxtaposés — Débouchés multiples.

Etude subordonnée à l'évaluation préalable des volumes à évacuer et à la détermination des sections utiles. § 32.

Plans généraux d'assainissement :

Paris — Marseille.— Reims.— Rouen.— Nîmes.— Epinal.— Avignon.

## XVI

### Volume des eaux à évacuer ou efflux.

**32.**— 1o Vidanges.— Eaux ménagères et de toilette.— Urinoirs.— Réserve des appareils de chasse ;

2o Services publics : nettoiement superficiel, fontaines ;

3o Eaux météoriques ;

4o Infiltrations et cours d'eau naturels.

1o *Eaux ménagères et vidanges.*

Déjections humaines 1l26 par habitant.

Débit journalier total : consommation diminuée de 1/5 pour évaporation et infiltrations.

Variations de débit diurnes et nocturnes.

| | | |
|---|---|---|
| Maximum | 8 à 9 h. matin. | 3 à 4 h. soir. |
| Moyen | 6 h. » | 7 h. » |
| Minimum | de 11 h. soir à 3 h. matin. | |

Hypothèses admises dans les calculs : écoulement total en 9, 10, 12 ou 14 heures, ou 0,6; 0,3; 0,1 en 3 périodes successives de 8 heures (soit un écoulement intégral en 13 h. 20' — commission technique de l'assainissement de Nîmes 1893).— Pour une consommation journalière de 120 lit. par habitant et une agglomération de 300 habitants par hectare.

Débits (Q) par hectare-seconde :

$$\text{Ecoulement en 10 heures } 0^l,810$$
$$\text{»} \qquad 12 \quad \text{»} \quad 0^l,680$$
$$\text{»} \qquad 14 \quad \text{»} \quad 0^l,590$$

*Réserve des appareils de Chasse.* — 5 à 7$^{m3}$ (125 à 175 mètres linéaires d'égout) par hectare-jour. — Ne doit pas entrer dans l'évaluation du débit (Q) à cause de l'intermittence.

*Services publics.* — Bouches, tonneaux, fontaines, contingents variables de 5 litres (Nord) à 50 litres (Midi) par mètre carré de voie publique. — Contingent normal 10 litres.

Proportion des surfaces bâties et non bâties d'une agglomération urbaine.

| | S. Bâties. | Rues et places publiques. | Jardins. |
|---|---|---|---|
| Paris ............ | 0,763 | 0,213 | 0,024 |
| Rome .......... | 0,580 | 0,366 | 0,054 |
| Bruxelles........ | 0,554 | 0,306 | 0,168 |
| Vienne ......... | 0,487 | 0,224 | 0,389 |
| Marseille ....... | 0,840 | 0,160 | |

Pour une agglomération comportant une surface de voies publiques égale au quart (0,25) de la surface totale (proportion hygiéniquement utile) :

A 10 litres par mètre carré et par jour, contingent journalier, par hectare de l'agglomération 25$^{m3}$, dont il faut déduire 1/3 pour infiltration et évaporation, reste 17$^{m3}$ correspondant pour un écoulement en 12 heures, à un débit (Q) par hectare-seconde : $\dfrac{17}{43200} = 0^l 390$ (généralement dépassé).

*Eaux météoriques.* — Chute horaire. (Hauteur udométrique annuelle sans intérêt).

Une chute horaire de 0$^m$001 donne lieu à un débit (Q) par hectare-seconde $\dfrac{10000}{3600} = 2^l 78$.

Hypothèse : Evacuation par chute directe, 2 heures, soit par hectare-seconde 1$^l$39 — évacuation par affluents, 3 heures, soit par hectare-seconde $0^l$ 927. Pour une chute horaire de $0^m003$ (max. des pluies normales), le débit maximum par hectare-seconde serait de $4^l17$ et pour une chute de $0^m015$ (max. des pluies d'orage à prévoir), ce débit serait de $20^l$ 85.

*Débits totaux par hectare-seconde* (écoulement en 12 heures). Système mixte (tout à l'égout).

> Sans pluie............. $1^l$ 200
> Avec pluie............ $5^l$ 37
> Avec orage............ $21^l$ 95

En plus, les eaux industrielles et accidentelles.

*Systèmes séparés.* — Débit par hectare-seconde (écoulement en 10 heures) $0^l$ 810.

Avantages et inconvénients du tout à l'égout et des systèmes séparés.

Systèmes séparés. — Etablissement plus économique — Débit exempt de variations brusques — Interception absolue entre l'égout et l'atmosphère; mais l'exclusion et l'écoulement des eaux superficielles (nettoiement et pluies) est un inconvénient grave).

Le tout à l'égout comporte l'avantage d'assurer un drainage intégral, la permanence des écoulements, une aération épurative des matières.

Le système à adopter dépend de la topographie des lieux, de la climatologie, etc., etc.

*Séparation des eaux d'orage par déversoirs.* — *Système de la surverse.* — Utilisation des égouts à grande section pour les eaux d'orage et évacuation par canalisations latérales à section appropriée pour les eaux vannes, de nettoiement et premières pluies ($2^{m/m}$), soit pour un débit total par hectare-seconde:

$$0,810 + 0.390 + 1,39 \times 2 = 3^l.98.$$

Application de la surverse à Epinal, Nîmes. Turin, Naples, Avignon, etc., etc.

# XVII

## Sections des égouts et canalisations des systèmes d'évacuation par la gravité.

**3. — *Débits, Vitesses, Pentes.***

**Systèmes séparés.** — Éléments du débit : Vidanges et eaux ménagères et éventuellement colatures des toits et des cours.

Canalisations en grès vernissé à section circulaire de petit diamètre, 0m15 à 0m50.

Calcul du débit par surface tributaire (S).

$$Q = S \times 0^{m3},00081$$

Calcul du diamètre $\quad D = \sqrt[5]{\dfrac{Q^2}{400\,J}}$

Pente minima, 0m008 à 0m010 par mètre, formule empirique :

$$J = \frac{1}{d + 50}$$

Vitesses non inférieures à 0m60, nécessité de chasses dans les canalisations primaires de petit débit, et fréquentes.

$$U = 1,274\,\frac{Q}{D^2}$$

**Tout à l'égout.** — **Éléments du débit.**

| | |
|---|---|
| Vidanges et eaux ménagères<br>Colatures des toits et cours. | Branchement de raccordement à l'égout. |
| Colatures de la voie publique<br>nettoiement et pluie...... | Bouches d'eau. |

**Calcul des sections d'après les débits.**

Pour les débits correspondant à une section circulaire de diamètre égal ou inférieur à 0,50, on emploie des canalisations à sections circulaire.

Pour les débits supérieurs, on emploie des galeries ovoïdes.

**Sections des canalisations.** — Calculées pour débits ordinaires (de jour) avec plan d'eau pour tuyau uni-plein.

Galeries et égouts visitables.

Grandes galeries à banquettes. — Circulation en bateau ou

en wagonnets, contenant les distributions d'eau, gaz, électricité, tubes pneumatiques, etc. — Graves inconvénients du système — Adopté à Paris, Bruxelles.— Supprimé à Londres.— Tendance à l'adoption de petites sections et hauteurs. Avec les systèmes actuels de construction des égouts et la puissance des chasses, la condition de visitabilité perd de son importance. Hauteurs des galeries ovoïdes 0m90 et au-dessus.

Calcul du débit par surface tributaire sans pluie, — avec pluie de 3 m/m — avec orage.

Pentes minima (couramment) : égouts secondaires 0m001 ; collecteurs 0,0005 à 0,0003 suivant les débits.

Vitesses minima 0m60 à 0m90. Eviter les vitesses trop élevées, amenant la corrosion des parois, les remous et obstructions.

Vitesse sensiblement constante d'amont en aval, diminution des pentes avec accroissement des débits.

**34.** — *Profils des galeries ovoïdes.* — Chercher le profil qui, à section égale, donnera le débit et la vitesse maximum pour abaissement de débit.

Construction géométrique des parois.

Etudes des débits et vitesses pour profils divers.

Profils circulaire (voir § 15).

Profil ovoïde nº 1. — (Rayon du radier moitié du rayon de la calotte. Hauteur triple du rayon de la calotte).

Vitesse croît jusqu'à la hauteur de plan d'eau égale à 0,865 de la hauteur totale, correspondant à un contour mouillé compris dans l'angle au centre de la calotte de 126º, décroît au-delà.

Débit, croit jusqu'à la hauteur égale à 0,95 de la hauteur totale correspondant à l'angle 148º13 décroit au-delà.

Tables numériques et tableaux graphiques. — Courbe des débits (Q) et vitesses (U) par pentes (J) et plans d'eau (*h*) pour un même profil. (Hauteurs prise pour unité) et réciproquement. Mêmes courbes avec hauteurs sous clé variables.

# XVIII

## Construction des égouts.

**35.** — *Egouts visitables ou galeries ;*

**Matériaux** : Maçonnerie des moellons calcaires ou siliceux,

— ou de pierre meulière (Paris) — avec mortiers de chaux ou de ciment, généralement employée en France.

Briques. — Assemblées au mortier de ciment. — Prix élevé. — Adhérence des enduits défectueuse. — Enduits remplacés par jointoiement très soigné. — Corrosion et dégradations fréquentes.

Béton. — Prix supérieur à la maçonnerie mais inférieur à la brique, épaisseur moindre, permet par le moulage d'obtenir les courbes de profils quelconques.

Ciment armé. — L'ossature en acier assure la résistance à la pression, une chemise intérieure en tôle mince donne l'étanchéité.

Importance du profil du radier ou cunette. — Emploi du ciment Portland à prise lente. — Dégradations dues au passage des ouvriers. On y obvie par l'emploi de granite, grès dur, lave..., etc. Solins en grès vernissé, en béton de ciment (Berlin) ou en ciment armé construits hors l'égout.

Épaisseurs : Maçonnerie.... 0ᵐ 30
Briques........ 0ᵐ 22
Béton.......... 0ᵐ 25

Enduit intérieur en ciment de 0ᵐ 02 épaisseur pour obvier aux infiltrations dans le sol.

Chape extérieure de mortier de chaux hydraulique de 0ᵐ 04 épaisseur.

Fondations. — Non employées en bon terrain.

Les parois de l'extrados et de l'intrados forment des couches concentriques ; essentiel appuyer solidement les maçonneries contre les parois de la tranchée.

Semelles en maçonnerie ou béton. — Solins. — Sommiers.

En terrain aquifère, drain inférieur parallèle.

Pour grands collecteurs à cunette médiane, barbacanes latérales.

Fouilles. — Profondeur du radier plus 0ᵐ 30.

Largeur excédant de 0ᵐ 10 les parois extérieures.

Verticalité jusqu'aux naissances, fruit de 0,1.

Étrésillonnement.

En terrain aquifère, approfondissement et interposition d'un lit de sable et gravier pourvu d'un système de drains. Épuisement mécanique des eaux.

Exécution par moyens ordinaires, d'aval en amont. — Cintres — Gabarits, etc.

**36.** — *Canalisations en tuyaux de petit diamètre.*

Matériaux : Grès, ciment armé, fonte, fonte émaillée, verre.

Tuyaux de grès. — Grès vernissé à l'intérieur au sel marin.
Cuisson vitrifiante. — Polissage.

Essais de résistance. A l'écrasement.

A la pression intérieure (2 atmosphères).

Essais d'étanchéité : 1º Avant la pose, l'immersion pendant 24 heures ne doit pas accroître le poids de plus de 0.015.

2º Après la pose, essai d'étanchéité des joints.

Formées par tuyaux (bouts) de 0ᵐ 60 à collet et emboîtement, pénétration de 0ᵐ 05 ou au minimum de 0ᵐ 03.

Epaisseur (environ) $\frac{1}{12}$ du diamètre.

Joints : Epaisseur du collet, 0ᵐ 03.

Joint au mortier de ciment au sable fin (50 %) lissé intérieurement à la brosse ou au tampon.

Corde au goudron sur bout fileté.

Fouilles à 0ᵐ 10 ou 0ᵐ 15 au-dessus de la cote réelle, ensuite creusement d'une cunette épousant la courbure du tube et permettant l'exécution des joints.

Repères réunis par cordeaux. — Etablissement préalable des radiers des regards et ouvrages accessoires.

En terrain aquifère. — Approfondissement et interposition d'un lit de sable et de gravier. Tuyau noyé dans une couche de béton, ou pose sur taquets.

Remblayage. — Couche de 0ᵐ 30 au-dessus du tuyau. — Pilonnage. — Superposition et pilonnage de couches de 0ᵐ 15.

Profondeur des radiers : Subordonnée à la profondeur des caves. Profondeur courante et à l'origine, 3 mètres.

Pentes des radiers.

Le plan d'eau s'élevant par apports des affluents, préférable aménager des abaissements successifs du radier et coordonner des plans d'eau moyens dans l'affluent et le collecteur.

Jonctions. Tangentielles ou sous angle aigu.

**37.** — *Ouvrages accessoires.*

Bouches d'eau, avec ou sans plongée siphoïde. — Inconvénients de l'occlusion.

Prises d'air.

Regard de visite sur égout, sur tuyau, établis à chaque changement de direction.

Réservoirs des appareils de chasse.

Chambres à sable.

Déversoirs.

Fermeture. — Tampons. — Garde-orifices.

## XIX

## Ventilation et curage des égouts.

**38.** — *Ventilation.* — Inconvénients de confiner l'atmosphère des égouts.

Aérage naturel par les bouches — Prises d'air — Appareils disconnecteurs des branchements particuliers.

Utilité de la libre communication avec l'air extérieur. — Dans un égout de section appropriée, à chasses suffisamment rapprochées, la circulation de l'air s'établit du dehors en dedans. — Respiration des bouches d'eau. — Utilité de hâter l'oxydation des matières.

Ventilation artificielle. — Cheminées d'appel.

Lois du mouvement de l'air dans les égouts.

**39.** — *Curage et entretien.*

Grilles et paniers mobiles disposés dans les bouches d'eau non siphonnées.

Dispositions spéciales. — Interdiction de jeter les boues dans les égouts.

Enlèvement des sables dans les canalisations à section circulaire de petit diamètre. — Outils divers. Brosses, râcloirs, boules mobiles.

Curage des galeries. — Chasses mobiles. - Vagons et bateaux-vannes.

Curage des siphons. — Boule mobile de curage. — Extraction des matières des chambres à sable. — Engins spéciaux.

## Dépenses d'établissement.

**40.** — *Conditions de l'établissement.*

Profondeur moyenne 3 mètres.

Fouilles : 2 fr. par mètre cube de déblai.

Maçonnerie courante : 15 fr. 50 par mètre cube.

Maçonnerie de voûte : 17 fr. 50 par mètre cube.

Enduit au ciment $0^m02$ d'épaisseur : 3 fr. par mètre carré.

Chape en mortier de chaux hydraulique : 2 fr. par mètre carré.

### 41. — *Fourniture et pose de tuyaux de grès vernissé.*

| Diamètres | Fourniture | Fouille, fourniture, pose et remise en état du sol | Prix du projet de Marseille |
|---|---|---|---|
| 0,25 | 6,00 | 17,75 | 22,06 |
| 0,30 | 7,50 | 19,70 | 28,04 |
| 0,35 | 12,00 | 23,15 | 33,52 |
| 0,40 | 15,00 | 27,60 | 42,58 |
| 0,45 | 18,00 | 32,70 | 48,56 |
| 0,50 | 22,00 | 38,50 | 58,14 |

### 42. — *Galeries ovailes.*

| Hauteur sous clé | Prix moyen de construction (profil Berlin) | Prix du projet de Marseille |
|---|---|---|
| 1,25 | 54,00 | 66,20 |
| 1,50 | 62,00 | » |
| 1,70 | » | 87,50 |
| 1,80 | 72,00 | » |
| 2,00 | 78,00 | » |

### 43. — *Ouvrages accessoires.*

| | Prix moyen de construction (profil Berlin) | Prix du projet de Marseille |
|---|---|---|
| Regard sur égout............ | 175 fr. | 400 fr. |
| Regard sur tuyau............ | 284 » | 300 » |
| Bouche d'eau sur égout...... | 200 » | 200 » |
| Bouche d'eau sur tuyau...... | 120 » | 144 » |

**Dépense totale évaluée à environ 50 fr. par habitant de l'agglomération.**

## XX

## Système d'évacuation par propulsion mécanique.

**44.** — *Aperçus sur les systèmes séparé avec évacuation par la gravité.*

Système Waring.

Appareils de chasse, système Field, de $0^{m3}380$ de capacité tuyau de fuite de $0^m087$ de diamètre.

. Raccordement sans siphon de pied.

Ventilation de l'égout par prises d'air spéciales, placées dans l'axe de la rue.

Tuyaux en grès. Diamètres 0m15 à 0m375.

**45**. *Système par propulsion mécanique, Système Shone.*

Relais élévatoire actionné par l'air comprimé. Usine centrale de compression d'air. Distribution d'air comprimé aux postes élévatoires (éjecteurs) par réseau spécial.

*Éjecteur.*— Récipient métallique où s'accumule l'eau amenée par canalisation du niveau inférieur.

L'éjecteur plein, un système à déclenchement admet l'air comprimé qui refoule l'eau dans la canalisation du niveau supérieur.

Fonctionnement automatique.

Capacité des éjecteurs, $1^{m3}$ à $4^{m3}500$.

Hauteur moyenne de relèvement pour chaque éjecteur, $2^m$.

Prévoir $1^{m3}$ de capacité d'éjecteur par à $500^{m3}$ de contingent journalier d'eaux vannes à évacuer.

Prix approximatifs d'établissement spéciaux au système : Éjecteur, 5000 francs par mètre cube de capacité ou 10 fr. par mètre cube de contingent journalier d'eaux-vannes.

Usine de compression d'air.

10 à 12 fr. par mètre cube de contingent journalier d'eaux vannes.

Réseau de distribution d'air comprimé : 5 francs par mètre cube de contingent journalier d'eaux vannes.

Employé comme système séparé, mais non exclusif du tout à l'égout.

Utile pour le drainage des villes sans relief, et présentant des points bas.

*Système Berlier.*

Application du vide à l'aspiration des vidanges et (éventuellement) des eaux ménagères.

Usine centrale de pompes aspirantes et réseau de conduites d'aspiration aboutissant à chaque chute.

Récipient où s'accumulent les matières  Un dispositif à flotteur donne automatiquement accès à la conduite d'aspiration quand le récipient est plein.

*Système Liernur.*

Autre application de l'évacuation par aspiration. Usine centrale de pompes aspirantes, et réseau de conduites d'aspiration aboutissant à des réservoirs de quartiers, auxquels convergent des canalisations reliées à chaque chute, avec récipient intermédiaire.

Un jeu de robinets manœuvrés à la main met le réservoir en communication, d'une part, avec les canalisations primaires et d'autre part avec la conduite maîtresse, de manière à assurer l'aspiration de chaque chute à l'usine centrale.

*Inconvénients graves des systèmes d'évacuation systèmes pneumatiques,* (Berlier-Liernur). — Séjour prolongé des matières au bas des tuyaux de chute. — Economie forcée d'eau. Suppression des chasses. — Mécanismes compliqués aptes aux détériorations.

Etablissement d'industries insalubres pour la transformations chimique des vidanges obtenues pures et concentrées au terminus du réseau.

*Le rendement industriel fait face aux dépenses d'installation et d'exploitation moyennant une taxe de vidange très modérée. Les municipalités n'ont pas à se préoccuper des dépenses d'installation et d'entretien dont les concessionnaires se chargent moyennant privilège de raccordement aux immeubles. Système économique, mais considération n'intéressant pas l'hygiène.*

## XXI

## EPURATION DES EAUX

### Eaux d'alimentation. — Eaux résiduaires

**46.** — *Composition des eaux souterraines superficielles résiduaires.*

Matières minérales. — Sel terreux. — Chlorures. — Matières organiques. — Détritus végétaux et animaux.

Azote albuminoïde et ammoniacal. — Carbone organique.

Gaz dissous : Oxygène. — Azote. — Acide carbonique. — Germes organisés : Moisissures. — Algues. — Microbes.

Extrême variabilités des teneurs. — Difficulté de fixer des compositions types pour les eaux potables.

Limites adoptées par le Comité consultatif d'hygiène de France. — Microbes 300. — Matières organiques en oxygène (de permanganate) $0^g004$ par litre.

En règle générale pour offrir toute sécurité, une eau potable doit être exempte de microbes.

L'oxygène étant l'élément comburant et épurateur par excellence, se révèle en général, dans les eaux potables (environ 20 à 30 litres d'air, ou 12 à 13 gr. oxygène par mètre cube).

Teneur en oxygène. — Indication utile, Élément de comparaison.

Examen qualitatif des eaux.

Caractères physiques. — Matières en suspension. — Résidu solide total. — Essai hydrotimétrique.

Dosage des matières organiques en oxygène de permanganate.

Examen micrographique. Cultures en gélatine sur plaques.

**47** *Systèmes d'épuration des eaux. Précipitation et Oxydation.*

Peuvent être groupés en trois catégories : Décantation (avec ou sans réactifs chimiques).

Filtration (mécanique ou biologique).

Stérilisation.

### Décantation.

Continue..... ( Simple.
Intermittente. { Avec réactifs chimiques.

Applications aux eaux superficielles, résiduaires et industrielles.

Décantation continue. — Arrêt, ou vitesse inférieure à $0^m 005$ par seconde pendant 36 heures.

Première période. — Formation du dépôt.

Deuxième période. — Dévasement.

Limons de rivière : $1^k$ à $1^k 5$ par mètre cube d'eau.

Bassins de décantation et d'approvisionnement pour eaux superficielles. — Dévasement à sec, décantation intermittente.

Décantation avec réactifs chimiques.

Applications aux eaux vannes et industrielles.

Eaux vannes. — Composition moyenne :

Par $1^{m3}$ : Matières en suspension, boues corps flottants   $1^k 500$
Matières solubles . . . . . . . . . . . . .   $0^k,950$
Éléments solubles : azote . . . . . .   $0^k,060$ à $0^k,170$
Acide phosphorique . . . . . . . . .   $0^k,018$ à $0^k,062$
Potasse, . . . . . . . . . . . . . . .   $0^k,031$ à $0^k,057$

Réactifs. — Chaux (emprunte l'acide carbonique et forme précipité glaireux, Collage).

Sulfates d'alumine.

Permanganates.

Sels de fer.

Procédés Rockner-Rothe — Defosse — Howatson, etc.

Décantation continue. — Extraction des boues sans interruption.

Siphonnage. — Décanteur Howatson.

Réactif. — Ferozone : Sel de fer et d'alumine.

Traitement des boues.— Emploi agricole.— Filtres presses.— Combustion. — Utilisation des gaz (éclairage) ou transformation mécanique. — Projection en mer ou au fleuve des eaux résiduaires avec ou sans décantation préalable.

## Filtration.

**47.** — *Filtration mécanique.*

A pour objet l'interception des particules solides et des microbes.

Évaluation des dimensions des microbes, environ 1 micron sur 2 microns, — 500 milliards en un centimètre cube d'eau.

*Matières filtrantes.*

1o Interception purement mécanique : Pierres poreuses. — Sable. — Porcelaine.— Amiante. — Terre d'infusoires.— Charbon. — Cellulose.— Papier.

2o Interception avec réaction chimique : Éponge de fer. — Terre d'infusoires. — Sable. — Charbon.

1o Chamberland. — Porcelaine.

| Berkenfeld Howatson | Terre d'infusoire. |
|---|---|
| Breyer Maignen | Amiante. |
| Grandjean Buhring | Charbon. — Cellulose. |

2o Desrumeaux Delhotel : Sable et gravier et divers réactifs (applications industrielles).

**48.** — *Filtration et épuration biologique. — Épuration bactérienne.*

Action des micro-organismes. — Agents de minéralisation.

En présence de l'oxygène (état naissant ou très divisé) ingèrent les matières organiques azotées et excrètent les matières minérales.

Microbes aérobies et anaérobies.

Epuration normale et salubre. — Evolution naturelle due à l'oxydation par microbes aérobies.

Microbes anaérobies. — Milieu réducteur. — Putréfaction.

Epuration biologique en eaux naturelles, — en sol naturel, — en milieu artificiel.

Auto-épuration. — Evolution des aérobies dans les eaux soumises à la lumière solaire et à certaines actions chimiques.

Projection en mer ou en rivière.

Epuration des eaux par évolution des anaérobies à l'abri de l'air. — Septic tank. — Fosse Mouras, inconvénients graves.

Epuration par le sol. — Intervention des ferments nitreux et nitrique. — Processus de la nitrification dans les couches successives de terrain. — Nitrites et nitrates se retrouvent dans les plantes ou les drains. — Circulus vital.

Epuration des eaux vannes par épandage et utilisation agricole.

Eaux d'égout de Paris, Gennevilliers, Achèses, Méry-sur-Oise.

Avantages de l'épandage en terrain cultivé. — Division du sol par racines. — Evaporation par feuilles.

Récupération.

Inconvénients. — Nécessité d'un sol approprié.

Utilisation incomplète. — Dépense d'appropriation.

$$D = 0,004 + 0,00065\,h. + 0,00192\,k.$$

(h hauteur en mètres, k distance en kilomètres)

Utilisation simultanée ou consécutive.

Expériences de Lawrence (Massashussets).

Epuration en sol inculte et en milieu artificiel.

Couches filtrantes. — Sable fin et grossier. — Silex concassé, grosseur des grains.

Epuration bactérienne. — Expérience de Dibdin. — Libre circulation de l'air dans les couches filtrantes.

Théorie de la filtration sur sable fin. — Micro-membrane superficielle.

Ordre de superposition des couches filtrantes.

Applications.

Galeries filtrantes de captage.

*Puits Lefort (Nantes).*

*Filtre Puech.* — Appareil dégrossisseur. — Application de la théorie de l'épuration bactérienne. — Couche à gros grains au-dessus. — Élimination moyenne 66 0/0.

*Système Howatson.*— Matière oxydante ; oxyde de fer magnétique pulvérisé et mélangé à diverses substances (chaux, alumine, etc.), qui le divisent et répartissent dans la masse filtrante. — Revivification du polarite par l'air, par simple repos du filtre. — Filtres conjugués. — Élimination moyenne Microbes 99 0/0, matières organiques 75 0/0.

*Système Anderson.* — Réaction ferrique.

Oxydation par le passage de l'eau en cylindre horizontal rotatif garni de rognures de fer (Revolver). — Décantation et filtration consécutives.—Élimination moyenne : Microbes 98 %, matières organiques 33 0/0.

**50.** — *Résumé.*

**Eaux de consommation** :

Filtre à sable. -- Galeries de captage.

Appareil dégrossisseur Puech (pour eaux sensiblement pures, mais insuffisamment limpides).

Appareils Howatson (polarite), Anderson (Revolver).

Décantation préalable en réservoirs de grande capacité (pour eaux légèrement limoneuses).

**Eaux résiduaires.** — Décantation préalable avec réactifs ou simple collage.

Filtre sable ou sable polarite (Howatson).

Filtration bactérienne (couches à grains grossiers).

Septic tank.


# XXII


## Stérilisation.

**51.** — *Stérilisation par la chaleur.* — Seul moyen de destruction certaine des microbes avant l'emploi de l'oxygène sous forme atomique particulière.

Inconvénients aux points de vue de l'hygiène et de l'économie. — Eau bouillie. — Indigeste, non aérée, riche en carbonates insolubles. — Matières organiques non éliminées.

Appareils pratiques pour emploi momentané en cas d'épidémie : Casernes, hôpitaux, etc., ou en campagne.

Appareil Rouart-Geneste-Herscher.

Chaudière.— Pompe.— Echangeur de température. — Filtre terminus en silex concassé.

Dépense d'exploitation 0 fr. 35 par 1m3 eau stérilisée.

**52.** — *Stérilisation par oxydation par réaction chimique.*
Décomposition des permanganates alcalins et terreux en présence des matières organiques.

Oxydation et stérilisation.

Filtre Lutèce. — Tampon de bioxyde de manganèse pour retenir le permanganate de chaux en excès et filtrer l'eau.

**53.** — *Stérilisation par le peroxyde de chlore.*
Produit de la décomposition du chlorate de potasse par l'acide sulfurique. — Gaz très instable, fournit de l'oxygène à l'état naissant, oxydant et bactéricide très énergiques, présentant les caractères de l'ozone.

Procédé Bergé. — Polozone. — Application en grand.

Précautions à prendre pour faire disparaître le réactif et le chlore en excès. — Filtration sur un lit de coke. — Essais fréquents au réactif iodure de potassium amidon.

Résultats. — Réduction de 60 à 70 0/0 des matières organiques et élimination des microbes, sauf quelques espèces du genre *subtilis* et mucedinées (1 à 2 0,000) absolument inoffensives.

*Production du peroxyde de chlore par électrolyse.*
Electrolyse d'une solution de chlorure de sodium et de magnesium.

Formation de péroxyde de chlore à l'électrode positive, de magnésie et d'acide chlorhydrique à l'électrode négative, le chlorure de sodium joue le rôle de conducteur.

Solution d'eau de mer ou artificielle.

Usine centrale.—Canalisation distribuant le liquide purificateur aux réservoirs de chasse d'usages privé et public.

Le système permettrait l'écoulement au ruisseau, des eaux résiduaires épurées, les égouts étant exclusivement affectés aux eaux superficielles.

Proportion : 20 litres de réactif par tête, contenant 4 gr. 5 oxygène.

Prix de revient : 0 fr. 50 par m3 ou 0 fr. 01 les 20 litres.

**54**. — *Stérilisation par l'ozone.*

Oxygène électrisé. — Etat allotropique, déconstitué à 250°, décompose iodure de potassium, absorbé par essence de térébenthine. — Formule atomique de l'ozone $O^3$, celle de l'oxygène étant $O^2$.

Formation à basse température et sans décharge disruptive Par effluve électrique.

Propriétés de l'ozone. — Oxydant très énergique. — Attaque les métaux à froid, décompose et décolore les matières organiques. — Comburant et stérilisant.

Expériences du docteur Frolisch, de Siemens et Halske, d'Ohlmuller, de Schneller, d'Henri Tindal, d'Otto, de Marmier et Abraham.

L'usine de stérilisation des eaux comporte :

1° Production d'énergie électrique ;

2° Ozoneurs ;

3° Chambres de stérilisation.

Production d'énergie électrique.

Moteur à vapeur ou hydraulique actionnant un alternateur à basse tension. — Courant transformé en tension élevée à 30.000 volts, fréquence 80 périodes environ. — Déflagrateur en dérivation : Maintient le potentiel et accroît la fréquence. — Augmente la concentration de l'ozone, (intervalle 0,015).

Ozoneurs. — Disques métalliques formant electrodes séparés par lames de verre (diélectriques) entre lesquels se produit l'effluve, intervalle 0,004.

Electrodes rotatives à secteur évidé. — Inconvénients du système.

Refroidissement des électrodes par courants d'eau interrompus (pour éviter courts-circuits).

Chambres de stérilisation. — Mélange intime de l'eau et de l'ozone en matériaux inertes formant filtre.

Appareils émulseurs. — Essorage. — Inconvénients de ces systèmes.

Colonne de stérilisation.

# XXIII

## ASSAINISSEMENT DE LA VOIE PUBLIQUE ET DE LA MAISON

### Entretien et nettoiement. — Enlèvement des ordures ménagères et des balayures de Rues

**55.** — *Revêtement de la voie publique.* — Importance de faire obstacle aux infiltrations.

Macadam.— Asphalte, pavage en pierres. — Pavage en bois.

Arrosage des rues. — Arrosage à la lance, au tonneau.

Arrosage à l'eau de mer. — Hygroscopicité du sel.

Arrosage à l'écope. — Inconvénients des courants d'eaux permanents par caniveaux..

Balayage. — Rabots. — Râclettes. — Balais. — Balayeuse mécanique.

**56.** — *Ordures ménagères.* — Boîtes à ordures. — Nécessité d'une réglementation rigoureuse. — Un récipient de forme réglementaire par maison et non par ménage. — Emplacement du récipient. Niche étanche et couverte.

Chiffonage. — Inconvénients graves. — Abolition nécessaire.

Gadoues. — Balayures et ordures ménagères. — Contingent moyen : Un litre environ par habitant. — Poids spécifique ; environ 0,700.

Véhicules. — Tombereaux à bascule. — Récipients métalliques étanches employés en Amérique.

Monte-charges.

Transport des gadoues.

Nécessité d'un éloignement ininterrompu (sans arrêt ni stagnation.)

Transport par bateaux. — Bordeaux, etc.

Transport par chemin de fer. — Paris, Marseille, Saint-Etienne, Nîmes. — Tarifs par expéditions de 200 tonnes, quais spéciaux de chargement.

Réglementation des transports.— Gadoues vertes et gadoues noires.

Désinfection et désodorisation. — Sulfate de fer. — Plâtre.—
Phosphates minéraux.

Réglementation relative aux dépôts des gadoues.

Emploi et traitement des gadoues.

Emploi agricole. — Analyse des matières.

Richesse un peu supérieure à celle du fumier de ferme. —
Triage. — Criblage. — Broyage. — Traitement des produits
du triage. Stérilisation industrielle.

Projection en mer. — Inconvénients graves. Dépense élevée
sans récupération.

Incinération et combustion des gadoues.

Systèmes Geneste-Herscher, Frayer, Horsfall, Verner, etc.

Utilisation de la chaleur de combustion.

Traitement par la vapeur fluente à haute température et
sous pression. — Récupération des éléments fertilisants. —
Système Arnold.

Régime des gadoues à Paris.

Broyage et auto-combustion.

Marseille. — Fertilisation de la Crau.

Bordeaux et autres grandes villes.

<br>

## XXIV

## SUITE DU PROGRAMME DE L'HYGIÈNE PUBLIQUE

### Etude sommaire des éléments non compris
### dans le génie sanitaire.

**57**. — *Désinfection.*

Destruction des germes pathogènes. — Distinction entre le
nettoyage et la désinfection.

Neutraliser l'agent virulent à sa source.

Matières infectieuses. — Véhicules des germes morbides :

Selles, urines, crachats, vomissements, mucus nasal, sécrétions des muqueuses, desquamation cutanée.

Moyens et agents principaux de désinfection :

Incinération et flambage.

Ebullition.

Courant de vapeur d'eau à 100° et au-dessus.

Solution aqueuse de bichlorure de mercure (sublimé), d'acide phénique. — Lait de chaux. — Sulfate de cuivre. — Cresyl. — Formol. — Laurénol, etc., etc.

Appareils à désinfection. — Etuves (Geneste, Herscher, etc.).

Désinfection des vêtements et objets de literie, des chiffons.

Désinfection des déjections, crachats, etc.

Désinfection des locaux, des meubles, des voitures et wagons, des navires.

Désinfection chirurgicale. — Des instruments de musique.

Etablissements publics de désinfection.

**58. —** *Propreté corporelle.*

Ablutions journalières,

Bains par aspersions. — Obligatoires dans les casernes, écoles, hôpitaux, etc.

Blanchissage du linge.

Triage. — Essangeage. — Lessive (coulage). — Lavage. — Rinçage. — Séchage. — Appareils de buanderie.


## XXV


**59.—** *Intégrité et conservation des substances alimentaires.* — Contrôle et surveillance exercés par les pouvoirs publics dans les abattoirs, boucheries, parcs, avant et après abatage. — Dénaturation des substances reconnues impropres à l'alimentation.

Transport et manipulations.

Conservation des viandes par le froid. — Réfrigération et congélation.

Conservation des viandes par la chaleur.

Procédés de conservation de substances alimentaires diverses : lait, bière, vin, pasteurisation.

**60.—** *Emanations délétères des agglomérations urbaines.* — Maintien de la pureté de l'air. — Utilité des plantations.

Ventilation et aération.

Surface et cubage de place.

Les habitations collectives doivent comporter au moins 4 mètres carrés par tête.

Dans les nouvelles casernes 10 à 15$^{m2}$.

Angleterre. — Surface réglementaire des casernes 9$^{m2}$.

Volume d'air nécessaire : environ 1/3 de la masse d'air à introduire par heure et par tête.

Un adulte aspire 520 litres (746 gr.) oxygène et expire 443 litres (847 gr.) acide carbonique et 286 gr. eau en 24 heures. — Combiner la ventilation et le cubage de place pour que la proportion d'acide carbonique ne dépasse pas 0,0008 à 0,001 (le double de la proportion normale).

Cube normal de place 20 à 25$^{m3}$ par tête.

Etude des divers procédés et appareils de ventilation.

Influence de la largeur et de l'orientation des rues sur l'aération et la répartition de la chaleur et de la lumière.

Action microbicide de la lumière solaire. — Bâtiments simples. — Orientation équatoriale de l'axe principal.

Bâtiments doubles. — Pièce à résidence habituelle du côté solaire. — Chambres à coucher à l'Est.

Dimensions des fenêtres plus grandes au Nord qu'au Sud.

Largeur des rues en principe au moins égale à la hauteur des maisons.

Rues méridiennes plus étroites. — Rues équatoriales plus larges. — Les côtés exposés au Sud., S.-E., S.-O. doivent recevoir les rayons solaires directs à midi au solstice d'hiver jusqu'au bas du 1$^{er}$ étage.

**61**. — *Chauffage*. — Inconvénients du chauffage par poëles et cheminées. — Produits toxiques de la combustion. — Utilisation incomplète et défectueuse de la chaleur.

Inconvénients du chauffage par l'air.

Chauffage des parois par l'eau chaude ou la vapeur, seul système rationnel aux points de vue de l'hygiène et de l'économie.

Etude des appareils.

**62**. — *Eclairage*. — Eclairage solaire. — Lumière directe, diffuse, réfléchie.

Eclairage artificiel. — Combustion des carbures d'hydrogène. — Chauffage de l'air. — Oxydation aux dépens de l'oxygène de l'air et production de gaz dont quelques-uns toxiques.

Action de l'éclairage.

1° Sur l'organe de la vue ;

2° Sur la respiration et la santé générale.

Moyens et appareils employés pour en empêcher la nocuité.

Gaz d'éclairage.

Eclairage électrique.

# XXVI

## ADMINISTRATION ET LÉGISLATION DE L'HYGIÈNE PUBLIQUE

*Législation et réglementation actuelles.*

**63.**— Loi de 1822 (police sanitaire maritime).

Lois du 13 avril 1850, — du 20 mai 1864 (logements insalubres).

Commissions de logements insalubres. — Facultatives, ne peuvent être consultées que sur plaintes de tiers.

Proposition de révision déposée au parlement; institution obligatoire de commissions de logements insalubres avec pouvoirs nécessaires et sanctions pénales.

Loi organique municipale du 5 Avril 1884. — Impose au Maire le devoir de « veiller à la santé publique » et confère au préfet les « pouvoirs utiles au maintien de la santé publique, après mise en demeure du Maire ».

Dispositions de la loi relatives aux travaux de conduite et de distribution d'eau.

Insuffisance de la loi.

Loi sur la protection des enfants moralement abandonnés.
— Relations entre l'hygiène morale et l'hygiène matérielle. —
Le vagabondage : les chemineaux, principaux vecteurs de maladies contagieuses.

Loi du 30 novembre 1892 sur l'exercice de la médecine.—
Déclaration obligatoire des maladies contagieuses.

**64.**— *Législation relative au captage des eaux.* — Eaux pluviales, de source ou de ruissellement.— Appartiennent au propriétaire du terrain.

Cours d'eau, non navigable ni flottable : Le riverain, commune ou particulier, peut puiser les eaux sous condition de restitution. — Pour créer un barrage, règlement d'eau imposé par l'Etat.

Cours d'eau navigable ou flottable. — Usage interdit sauf concession donnée par une loi, après déclaration d'utilité publique.

Eaux souterraines. — Appartiennent, en principe, au propriétaire de la surface.

Loi du 8 avril 1898. — Le propriétaire d'une source ne peut user des eaux qui en proviennent que dans les limites et pour les besoins de son héritage.

Droits des usagers inférieurs.

Insuffisance de la législation. — Améliorations projetées.

**65**. — *Législation relative à l'écoulement des eaux souillées.* — Servitude légale d'écoulement. — Tout propriétaire dispose à son gré des eaux souillées, sur son propre fonds. — Peuvent être écoulées dans les cours d'eau et la mer. — Exception pour les eaux artificiellement souillées.

Evacuation des eaux vannes. — Aucune disposition législative générale. — Marseille (Loi du 28 juillet 1891). — Paris (Loi du 10 juin 1894).

Instruction des projets d'amenée d'eau ou d'assainissement général.

Initiative des municipalités. — Avis du Comité consultatif d'Hygiène de France (Arrêté ministériel du 30 septembre 1884).

Consultation des ministères et commissions consultatives attachées. — Ministère des Travaux publics ; Conseil général des Ponts et Chaussées. — Ministère de l'Agriculture ; Commission de l'Hydraulique agricole.

Décret déclaratif d'utilité publique.

Instruction au Conseil d'Etat. — Vote du Parlement.

Longueur et complications inutiles de cette procédure.

### Administration de l'Hygiène publique.

*Administration centrale.*

**66**. — 1º Bureaux de l'hygiène publique au Ministère de l'Intérieur. — Inspecteurs généraux des services administratifs de l'Hygiène publique. — Service des statistiques. — Laboratoire.

2º Comité consultatif d'Hygiène publique de France (Décret présidentiel du 3 février 1890).

3º Comité de Direction des services de l'Hygiène.— Traits d'union entre l'hygiène et l'assistance publique.

### Administration départementale

**67.**— 1º Conseils d'Hygiène et de salubrité (Arrêté du 18 Décembre 1848).

Seine.— 18 messidor an VIII.

2º Médecins des épidémies.

Décision ministérielle 12 floréal an XIII, 1805.

3º Service de la vaccination.

Gratuit, mais non obligatoire (sinon dans une certaine mesure, dans l'armée et dans certains établissements d'enseignement public).

Médecins vaccinateurs.

4º Service des enfants assistés.— Loi Roussel.— 23 décembre 1874.

### Hygiène publique de l'avenir

**68.** — Insuffisance et incohérence de la législation actuelle.

Projet de loi sur la protection de la santé publique (voté par la Chambre des Députés en 1893, adopté par la Commission sénatoriale, 2 février 1897, non encore voté par le Sénat).

ART. 1 à 4.— Extension des pouvoirs des Maires sous le contrôle et la surveillance des préfets et du pouvoir central.

ART. 6.— Vaccination obligatoire.

ART. 7.— Désinfection obligatoire après maladie contagieuse.

ART. 20. — Travaux d'assainissement (Amenées d'eau. — Égouts), reconnus nécessaires, imposés aux municipalités, et, au besoin, exécutés pour leur compte après mise en demeure.

### Administration de l'hygiène publique à l'Etranger.

**69.**— Allemagne.— Nombreuses mesures locales fécondes et bienfaisantes. - Aucune loi d'ensemble.

Vaccination obligatoire depuis 1874.— Résultats.— Diminution 99 0 0.

Angleterre.— Public Health act 1875.

River's pollution act 1878.

Résultats :

Suppression récente de la vaccination obligatoire.

Italie. — Loi sur la protection de la santé et de l'hygiène publique, 22 décembre 1888.

(Déclaration des maladies contagieuses.— Vaccination obligatoire.)

Obligation de la vaccination en Danemark, Roumanie et plusieurs cantons suisses.

### Hygiène publique internationale.

**70.**— Loi du 3 mars 1822.

Règlement général de police sanitaire maritime, 4 janvier 1896.

Extinction progressive des foyers d'infection.— Tendance de suppression des quarantaines.

Conférences internationales.— Conférence de Venise 1897.

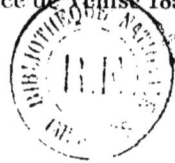

Marseille. — Typ. et Lith. Barlatier.

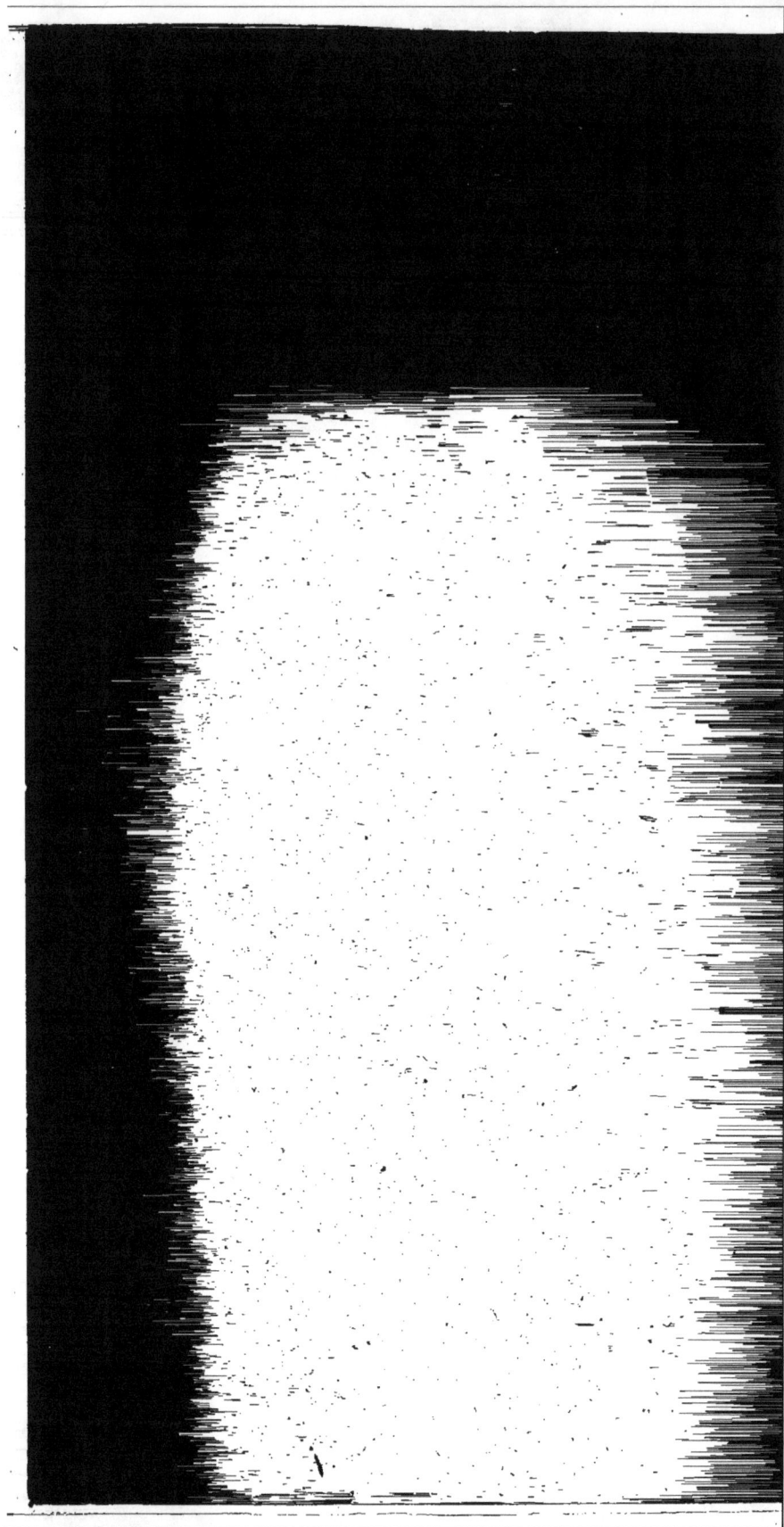

www.ingramcontent.com/pod-product-compliance
Lightning Source LLC
Chambersburg PA
CBHW032308210326
41520CB00047B/2285